RÉPUBLIQUE FRANÇAISE

PRÉFECTURE DE POLICE

... D'HYGIÈNE PUBLIQUE ET DE SALUBRITÉ

RAPPORT

sur

L'INSALUBRITÉ

DE ... DOME et de la Cité des KROUMIRS

(13e ARRONDISSEMENT)

RÉPUBLIQUE FRANÇAISE

LIBERTÉ — ÉGALITÉ — FRATERNITÉ

PRÉFECTURE DE POLICE

CONSEIL D'HYGIÈNE PUBLIQUE ET DE SALUBRITÉ

RAPPORT

SUR

L'INSALUBRITÉ

De la Cité DORÉ et de la Cité des KROUMIRS

(13ᵉ ARRONDISSEMENT)

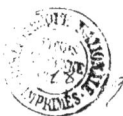

PARIS

IMPRIMERIE CHAIX

SOCIÉTÉ ANONYME

(Succ. B), rue de la Sainte-Chapelle, 5

1882

4° Z le même

255 b

RAPPORT

L'INSALUBRITÉ

De la Cité DORÉ et de la Cité des KROUMIRS

(13e ARRONDISSEMENT)

MONSIEUR LE PRÉFET,

Vous nous avez fait transmettre en juin dernier sous ce titre :
*Insalubrité de divers immeubles dans le XIIIe arrondissement et en
particulier près la cité Doré, entre la place Pinel et la rue
Jenner,* — le dossier n° 203 renfermant, à l'origine, pour tout
document, un *Rapport de la Commission d'hygiène du XIIIe arrondissement.*

Mais, depuis lors, vous nous avez adressé ou nous nous sommes
procuré des documents d'un vif intérêt que nous allons analyser
successivement. Les faits qu'ils contiennent serviront de base aux
propositions qui doivent terminer notre travail.

Les auteurs du rapport en question, MM. Le Rousseau et Rousseau,
commencent par exposer que « la Commission d'hygiène les a
chargés de faire une enquête sur la formation d'un clan hétéroclite auprès de l'étrange agglomération connue sous le nom de

cité Doré..., dont il n'est séparé que par une ruelle de 3 à 4 mètres. »

§ 1. — LA CITÉ DORÉ.

Nous sommes ainsi amené à vous donner quelques renseignements sur la cité Doré, avant d'examiner la situation de la nouvelle cité qui s'élève sur l'emplacement que vous nous avez signalé. Nous empruntons l'historique et la description qui vont suivre à une brochure intitulée : *Notice administrative, historique et municipale du XIIIe arrondissement de la Ville de Paris* (1), et dont l'auteur est M. Doré fils.

« Si, dit-il, nous descendons vers la Seine, en suivant les chemins de ronde, nous rencontrons, près l'ancienne barrière d'Ivry, une grande propriété devenue, depuis une douzaine d'années, un centre de population ; elle est connue sous le nom de *cité Doré*.

Nous consacrerons ici quelques lignes à la cité Doré, à son historique, aux phases diverses par lesquelles elle a passé et aux persécutions bien peu méritées dont elle a été l'objet. Peut-être nous reprochera-t-on de parler dans cette publication d'une chose un peu personnelle ? Cependant, n'ayant pas la prétention d'être modeste, nous croyons utile de dire la vérité sur un sujet calomnié si injustement.

Avant 1818, cette localité, connue sous le nom de *château de Bellevue*, se trouvait hors Paris et très près de la barrière (placée sur le boulevard de l'Hôpital) ; il s'y trouvait des cabarets et un bal très fréquenté par la population des faubourgs.

Vers cette époque, la limite de Paris fut transportée de cette partie du boulevard de l'Hôpital aux boulevards de la Gare et d'Ivry. Bientôt, bal et cabarets sortirent de la ville, et Stuart acheta le château de Bellevue pour y établir une brasserie, dite brasserie Ecossaise, qui ne réussit pas.

Le 20 juin 1831, Andrew Cochrane devint l'acquéreur de cette brasserie, qui n'en marcha pas davantage. Enfin l'ancien château de Bellevue, la brasserie Ecossaise de Stuart et Cochrane fut remis à l'enchère, et M. Doré père, alors fonctionnaire à l'Ecole Polytechnique, en fit l'acquisition. Il y ajouta un grand terrain contigu, vendu au bénéfice de MM. Raoul et Bourse.

Cette propriété, comptant alors 12,000 mètres carrés, fut entourée de murs et plantée d'arbres de toute espèce ; c'était un véritable parc très accidenté, car vers la partie contiguë à la rue des Deux-Moulins, elle possédait des monticules de terre de plusieurs mètres d'élévation, desquels on apercevait, avant la construction du chemin de fer d'Orléans, les rives de la Seine.

(1) Paris, Dalmont et Dunod, 1860, p. 30.

A l'exception de deux terrains, l'un formant l'angle de la rue des Deux-Moulins et du chemin de ronde de la Gare, l'autre situé sur cette même rue, en face la rue Bruant, loués à bail à MM. Pion et Campenet, le vaste terrain sur lequel se trouve aujourd'hui la cité Doré était une véritable propriété d'agrément jusqu'à la révolution de 1848.

Parmi les motifs qui décidèrent M. Doré père à louer les deux angles extrêmes de sa propriété à MM. Pion et Campenet, il en est un curieux à rapporter au point de vue historique : Depuis le commencement du siècle, ce vaste terrain avait le privilège de servir de théâtre aux soldats pour leurs duels, et bien qu'entouré de murs par le propriétaire, les duellistes n'en continuèrent pas moins à s'y battre. C'était là, on le voit, quelque chose d'assez désagréable de rencontrer chez soi, en se promenant, des hommes se battant à l'épée ou au sabre. Les habitations chassèrent les combattants.

En 1848, une brigade (composée de 1,500 ouvriers) des ateliers nationaux fut installée dans le chemin de ronde de la Gare, dans le but d'arranger cette voie alors impraticable en plein midi. Ce n'était pas 1,500 ouvriers terrassiers, quelques jours leur auraient suffi pour faire le travail. c'étaient des ouvriers de tous les états, dont la plupart n'avaient jamais touché une pioche, ni une pelle. On y voyait des horlogers et des graveurs, etc.... Bientôt, abattant les murs de clôture, ils pénétrèrent dans le parc de l'ancien château, lisant, causant, discutant à l'ombre du soleil et assis sur le gazon. Néanmoins, cette brigade des ateliers nationaux n'excluait, en aucune façon, le propriétaire du parc : il continua à s'y promener librement.

On comprend facilement dans quel état se trouve un jardin d'agrément, ou plusieurs centaines de personnes se sont promenées et reposées pendant plusieurs mois. Du reste, et c'est pour nous un devoir de rendre cette justice à nos promeneurs, rien ne fut détruit ou abîmé par le bon plaisir de détruire ou d'abîmer.

Quelques-uns de ces hommes manifestèrent au propriétaire des lieux, l'idée de diviser son parc en petites portions et de les louer, pour bâtir, à des ouvriers pouvant ainsi devenir propriétaires de leur habitation, si ce n'était du fonds.

Ces idées d'une part, de l'autre la difficulté pour M. Doré père de rétablir son parc dans son état primitif, l'engagèrent à tracer des rues sur la plus grande partie de son terrain, à le diviser et à le louer par petites portions avec faculté de bâtir avec un bail sous-seing privé de 20 à 25 ans, contenant cette clause définitive : « A la fin du bail, le preneur pourra reprendre ses constructions et matériaux, si mieux il n'aime les céder au propriétaire du sol ou faire un nouveau bail. » Le tout moyennant un loyer annuel proportionnel à la quantité de terrain. En peu d'années, tout fut loué, et chacun, suivant ses facultés et son intelligence, se logeait et possédait devant sa maison un petit jardin, jouissance complètement inconnue aux populations ouvrières de Paris.

Nous n'avons pas ici la prétention de dire que c'était quelque chose de beau, de régulier, de supportable, même pour un habitant des Champs-Elysées ou de la Chaussée-d'Antin ; mais, ce que nous pouvons affirmer, c'est que ces habitations étaient salubres et hygiéniques dans la plus grande acception de ces mots. En effet, les habitants y respiraient de l'air véritable et en grande quantité, placés qu'ils étaient sur une hauteur et entourés de vastes terrains.

2

Nous ajouterons qu'en 1849, alors que le choléra faisait de si grands ravages dans la ville de Paris, dépeuplait des maisons tout entières dans la rue Mouffetard, à peine si l'on constata un cas mortel parmi les habitants de la cité Doré.

Hélas ! il ne suffit pas d'être logé dans une maison bâtie par soi, de s'y bien porter; il faut encore que la vue de votre maison ne choque pas le regard délicat et artistique de vos voisins ; car alors ce seront des ennemis et des ennemis implacables. C'est ce qui se présenta pour la cité Doré dès l'année 1852.

En effet, M. Picard, maire d'Ivry alors, c'est-à-dire de la commune voisine, signala la cité Doré à la Commission des logements insalubres dans des termes qui, malheureusement pour ce magistrat, furent transcrits dans le rapport de la Commission et resteront à tout jamais dans les archives de l'Administration comme exemple du zèle dont un maire de commune rurale a pu être capable, et cela, comme nous le verrons tout à l'heure, pour complaire à quelques-uns de ses administrés. Nous citons textuellement : « M. le maire d'Ivry a déclaré que, bien que ces localités fussent indépendantes de sa commune, il les avait signalées, parce que, placé en vue d'elles, il n'avait pu en détourner son attention. Il serait difficile, a-t-il dit, de trouver un cloaque aussi extraordinairement ignoble et plus contraire à la salubrité. » (Rapport de la Commission des logements insalubres, sur la cité Doré, du 30 juillet 1853.)

Sous le rapport poétique, M. le rapporteur de la Commission des logements insalubres n'est pas resté au-dessous de M. le maire d'Ivry, et nous ne pouvons résister au désir de donner ici un fragment de ce rapport. « .... Enfin, il semble, malgré toutes les dénégations qu'on voudrait opposer, que cette population malheureuse, composée d'environ quatre cents individus, et dont on tire profit, n'a été parquée dans cette enceinte que pour y croupir sur un fumier. » (Rapport de la Commission des logements insalubres, sur la cité Doré, du 30 juillet 1853.)

Et pourquoi? parce qu'on apercevait les haillons de la cité Doré du haut des maisons de la commune d'Ivry ! En vérité, on est tenté de s'écrier avec Virgile :

Tantæ ne animis cœlestibus iræ (1).

Si encore M. le Maire de la commune d'Ivry avait eu pour habitation une maison élégante, placée sur une hauteur, on aurait compris que l'amour du beau, du grandiose l'ait porté à se plaindre de l'aspect de la cité Doré ; mais il n'en était rien ; M. le maire de la commune d'Ivry logeait dans une maison très modeste, d'un étage, qui se trouvait située dans une espèce de puits où l'a confinée le chemin de fer d'Orléans, lorsqu'il a fait la rampe du boulevard de la Gare.

Quoi qu'il en soit, la Commission des logements insalubres, représentée par un de ses membres, n'hésita pas à demander au Conseil municipal « de vouloir bien interdire, à titre d'habitation, les maisons sises chemin de ronde de la Gare, portant les numéros 64, 68, 70, 72, 74, 76, 78, dont l'insalubrité, qui est des plus graves, peut

_____

(1) Tant de fiel entre-t-il dans les âmes des dieux !

porter atteinte à la santé, à l'existence même de ceux qui les habitent. » (*Rapport de la Commission des logements insalubres, sur la cité Doré*, du 30 juillet 1853.)

Mais bien avant les plaintes de M. le maire d'Ivry, M. Le Roy de Saint-Arnaud, maire du XII⁰ arrondissement, conseiller d'État, etc., était venu lui-même, un matin, sans prévenir personne, prendre la cité Doré sur le fait. M. Le Roy de Saint-Arnaud était en outre accompagné de plusieurs fonctionnaires distingués de l'administration, et, loin de demander la destruction totale des *cabanes* de la cité Doré, M. le maire s'intéressa à un grand nombre d'entre elles, en fit mander les propriétaires, et les aida à continuer leurs habitations.

Nous nous empressons de saisir cette occasion pour témoigner à M. Le Roy de Saint-Arnaud, au nom de ses anciens administrés du XII⁰ arrondissement, et en particulier en celui des habitants de la cité Doré, les sentiments de reconnaissance qu'ils lui conservent.

Après le rapport si peu indulgent de la Commission des logements insalubres et à la demande de M. le maire du XII⁰ arrondissement, une nouvelle commission fut chargée de procéder à une contre-enquête. A la tête de cette commission, se trouvait M. Bruzard, ce fonctionnaire que la petite voirie a perdu il y a quelques années, enlevé par une mort bien prématurée! Cette seconde Commission chercha en vain à s'expliquer la conclusion si énergique de la précédente, et conclut à quelques travaux peu importants. Ainsi se termina cette première croisade contre ces pauvres cabanes de la cité Doré.

Pendant ce temps, l'impôt se présentait et s'appliquait à chacun de ces très modestes propriétaires, et depuis lors, ils participent au Trésor public du pays.

Cette même année 1853, le commissaire-voyer du XII⁰ arrondissement fit un procès-verbal constatant que M. Doré, propriétaire du sol de la cité, avait fait commencer dans l'intérieur de sa propriété, et loin du mur de clôture bordant le chemin de ronde de la Gare, vingt et un petits bâtiments, sans en avoir fourni les plans à la ville de Paris, et cela, chose à noter, en s'appuyant sur le décret du 26 mars 1852, lequel ne s'applique qu'aux constructions sur rue, de même que les lois antérieures de la grande voirie !

Que résulta-t-il de cela ? c'est qu'un certain nombre de bailleurs, dans l'impossibilité de fournir à la préfecture de la Seine des plans de rez-de-chaussée et une coupe géologique des fouilles pour fondation du bâtiment qu'ils étaient en train de construire tant bien que mal pour leurs habitations personnelles, furent obligés de renoncer au projet, si louable à tous égards, de se loger chez eux, de céder leurs baux à des spéculateurs qui bâtirent des maisons de deux, trois et même cinq étages, en se conformant, bien entendu, à tous les règlements imaginables.

Ces maisons furent louées alors, divisées en petits logements, à des conditions toutes semblables à celles des autres parties du faubourg Saint-Marcel.

Chose vraiment curieuse! presque le même jour (30 juillet 1853) où la Commission des logements insalubres approuvait le rapport d'un de ses membres sur la cité Doré, le journal *le Siècle* (1) publiait un article ayant pour titre : *La Villa des chiffonniers*, dû à la plume originale, pittoresque, spirituelle de ce pauvre Alexandre Privat d'Anglemont, que la littérature française a eu le malheur de perdre, jeune encore, il y a peu de temps.

Cet article de d'Anglemont, sur la cité Doré, arrivait à ces conclusions : « Dans un siècle où l'on parle tant de moralisation des masses que dans le nôtre, où l'on est prêt à tout entreprendre, nous conseillons aux hôpitaux qui possèdent, comme on le sait, tant de terrains vagues dans les faubourgs, terrains qui ne leur rapportent rien ou presque rien, d'essayer une colonisation semblable à celle qui s'est faite à la cité Doré. »

Enfin, il terminait en disant : « Les pauvres auraient de l'air et du soleil, la santé y gagnerait et la morale aussi, toutes choses qui sont inconnues dans la plupart des rues où ils sont aujourd'hui entassés. »

Privat d'Anglemont n'était qu'un spirituel écrivain qui, comme on le pense bien, eût été incapable de faire jamais partie de la Commission des logements insalubres ; aussi arrivait-il à des conclusions diamétralement opposées à celles de la Commission.

Après tant de bruit pour bien peu de choses, il semble qu'on aurait pu se croire, non pas admis, mais au moins supporté. Eh bien ! non ; six années après ce bruit, le 10 septembre 1859, la *Revue municipale* publia un article d'un sieur Gallié, article calqué sur le rapport de la Commission des logements insalubres, du 30 juillet 1853, c'est dire que cet article était loin d'être bienveillant pour la cité Doré. En effet, pour le sieur Gallié, la cité Doré, c'est « *une nouvelle cour des Miracles, une truanderie : sa population est formée de gens qui viennent, la nuit, chercher à Paris une existence attendue du hasard*, etc., etc. » Enfin, il demande » que la totalité de la cité Doré soit expropriée. »

M. Doré père répondit à l'article de la *Revue municipale*, signé Pierre Gallié, et fit signifier cette réponse au rédacteur en chef de ce journal par ministère d'huissier. La réponse fut insérée le 1er décembre, et dans le numéro suivant parut un nouvel article du sieur Gallié ; cette fois, cet écrivain s'est surpassé dans le choix des expressions : La cité Doré, c'est *Botany-Bay* ; puis un autre article du rédacteur en chef de la *Revue municipale*, qui vient dire que tout ce que le sieur Gallié a écrit, il l'a vu ; que la description est au-dessous de la réalité, qu'enfin, dit-il en terminant, « *notre article a été écrit sans peur, honnêtement et sous le regard de Dieu.* »

Seconde réponse de M. Doré père et signifiée au rédacteur en chef, M. Louis Lazare, qui, cette fois, refuse l'insertion, disant : « *Nous préférons adorer en silence les beautés de cette charmante villa, et confesser avoir méconnu des attraits que notre esprit trop vulgaire n'avait pas su découvrir.* »

Enfin, en supposant que la *Revue municipale* ait assez d'influence près de M. le Préfet de la Seine et du Conseil général (ce que nous ne croyons pas, le rédacteur de cette feuille le répète trop souvent) pour faire décider l'expropriation de la cité Doré,

(1) *Le Siècle* du 2 août 1853.

pour cause d'utilité publique, il y aurait une enquête, et parmi les observations aux quelles elle donnerait lieu, se trouvera certainement celle-ci de la part des commerçants voisins :

« Exproprier la cité Doré, c'est faire disparaître de notre quartier, peu peuplé, une population de deux à trois mille âmes ; or, cette population, quoique peu riche, a les besoins ordinaires aux autres hommes, qu'elle satisfait chez les commerçants voisins. Admettant pour chaque individu une dépense moyenne de deux francs par jour, la cité Doré étant expropriée et remplacée par un désert, le commerce du quartier verrait son chiffre d'affaires diminuer annuellement de plus de deux millions de francs. »

Selon nous, ce serait là une observation judicieuse que l'administration supérieure ne manquerait pas de prendre en considération.

Avant d'abandonner la cité Doré, nous devons, pour être complets, rapporter ce qui y fut tenté au point de vue religieux : Dans le courant de l'année 1853, M. l'abbé Etienne, ex-jésuite, comprit à cette époque la cité Doré dans la partie du département de la Seine qu'il se proposait d'évangéliser. Dans cette mission, il était secondé par M. l'abbé Mullois, et il s'était attaché M. l'abbé S... M. Doré père appropria un bâtiment pour servir de chapelle aux abbés Etienne et S..., et ce lieu fut consacré par M. l'abbé Moreau, curé de Saint-Médard. Ce fut là le premier et le dernier acte officiel dont cette chapelle fut l'objet. Des actions antérieures, et des plus condamnables, furent découvertes sur le compte de M. l'abbé S..., qui se vit forcé de quitter Paris. Quant à M. l'abbé Etienne, il abandonna sa mission et se rendit à Rome.

Malgré sa longueur et son ton apologétique, nous avons cru devoir reproduire en entier la description de M. Doré, fils du fondateur de la célèbre cité. Nous aurions voulu consulter les documents signalés par l'auteur, mais, malheureusement les rapports de la Commission des logements insalubres de 1853 n'existent plus, et la bibliothèque de la Ville ne possède pas d'exemplaire de la *Revue municipale*. Nous n'avons pu nous procurer que l'article de Privat d'Anglemont. Cet article est très curieux, rempli d'humour, parsemé d'anecdotes touchantes ; mais il n'ajoute aucun renseignement qui nous soit vraiment utile, sauf le suivant, qui montre que le principal locataire de la cité des Kroumirs a eu un prédécesseur :

« Tout allait pour le mieux, la petite république vivait en paix, quand il arriva un spéculateur. Hélas ! où ne s'en trouve-t-il pas ? Celui-ci était un *limousinier* (maçon qui dresse les murs). Il avait des avances : il loua un terrain pour y bâtir ; puis voyant l'empressement qu'on mettait à louer la cité, il acquit plusieurs lots, y construisit des maisons et aujourd'hui qu'il a 40 francs de loyer par an, il se fait plus de 50 francs par semaine à sous-louer ses bâtisses. Il fait payer 25 francs par semaine une maison

3

et une avant-cour. Aussi est-il devenu réellement propriétaire, car il a acheté de M. Doré, à raison de 20 francs le mètre, tout l'espace qu'occupent ses bicoques. Cet homme est peut-être un homme heureux, de ceux qui réussissent toujours dans tout ce qu'ils entreprennent, de la famille de ces millionnaires comme nous en connaissons tous, qui sont arrivés à Paris avec un *petit écu* ; il a, comme tous ces gens-là, l'activité et le vouloir : qu'y aurait-il d'étonnant de voir une grande fortune prenant pour point de départ la villa des chiffonniers ? (1)

Revenons au temps présent, et voyons quelle est la situation de la cité Doré.

« Tout le monde, dans nos quartiers, écrivent les auteurs du Rapport adressé le 17 mai 1881 à M. le maire du XIIIᵉ arrondissement, a entendu parler de la cité Doré. On ne saurait pourtant s'en faire une idée sans l'avoir vue. Toute une population grouille, là, dans l'obscurité humide d'un dédale de ruines. On se demande en face d'un aussi navrant spectacle pourquoi l'institution d'une Commission des logements insalubres et comment l'Administration peut tolérer de pareils foyers, sinon de mortalité précipitée, au moins de profonde dégénérescence. Ce serait peut-être témoigner d'une louable intention, de proposer à votre Commission d'hygiène de procéder à une enquête exacte et détaillée sur l'état scandaleux de propriétés, la plupart inhabitables même pour des animaux. »

Nous trouvons des renseignements complémentaires dans un rapport fait à M. le Préfet de police, à la date du 23 juin dernier.

« La cité Doré, bornée par le boulevard de la Gare, la rue Jenner, la place Pinel et un terrain appartenant à l'Assistance publique, comprend sept voies de communication toutes très étroites et dans lesquelles ne peuvent passer que des voitures à bras. Toutes ces voies sont pavées, sans ornières et, par conséquent en bon état de viabilité. Elles sont en pente bien accusée dans la direction de la rue Jenner et du boulevard de la Gare, de telle sorte que les eaux y ont un écoulement naturel. »

Chaque matin, ces voies sont balayées. Des tas d'ordures, d'immondices, de chiffons, de paille, de débris de légumes retirés de la cité et qu'on peut évaluer à un mètre cube au moins tous les jours, sont amoncelés dans la rue Jenner, au bas du passage Doré. Réglementairement, ils devraient être enlevés par la voiture de l'entrepreneur de balayage. Mais il est loin d'en être ainsi : il arrive très souvent que, lorsqu'il passe rue Jenner auprès de la cité Doré, « le tombereau est entièrement plein et que le char-

---

(1) *Paris Anecdote,* édit. A. Delahays, p. 225-226.

retier et ses aides sont dans l'impossibilité absolue d'y faire con-
tenir l'énorme tas d'ordures qu'ils trouvent sur ce point. Ils
laissent alors ces ordures sur place, promettant de venir les reprendre bientôt ; mais ils ne reviennent plus, et, jusqu'au lendemain, ces immondices salissent et infectent la rue Jenner et les
abords de la cité. »

Nous avons dit que, tous les matins, il était procédé au balayage de la cité Doré. Toutefois, cet état de propreté extérieure
n'a qu'une durée très éphémère. Voici, sur ce point, des renseignements empruntés au rapport précité :

« La population très nombreuse de la cité Doré, presque exclu-
sivement composée de chiffonniers et logée dans des réduits infects
et pour ainsi dire sans meubles, est affreusement sale. Vers huit
heures du matin, au moment où les voies de la cité viennent d'être
balayées, les chiffonniers et les chiffonnières arrivent de Paris, por-
teurs de leurs hottes ou conduisant leurs voitures à bras remplies
de chiffons, de vieux papiers, de débris de cheveux, d'os, etc., etc.
Ils s'installent aussitôt, soit dans leurs demeures, où règne la plus
effroyable malpropreté, soit le plus souvent sur le seuil de leurs
portes et se mettent à trier tout ce qu'ils ont ramassé dans la
matinée. Naturellement, beaucoup de détritus sans valeur sont
ainsi jetés dans la rue qui, en un instant, est aussi sale qu'avant
le balayage. » C'est à cette heure aussi que les nombreux enfants de ces pauvres gens, déguenillés, jamais ou presque jamais
lavés, sortent des taudis et se répandent dans la cité. « Ils y
errent toute la journée, lisons-nous dans un rapport, déposent
où bon leur semble, le long des « maisons » ou dans le ruisseau,
des matières fécales qui sont bien balayées le lendemain, mais
qui sont aussitôt remplacées par d'autres. »

Nous devons dire que, grâce aux visites fréquentes du com-
missaire de police du quartier dans la cité Doré et aux recom-
mandations qu'il adresse aux habitants, les rues de la cité sont
bien moins sales aujourd'hui qu'autrefois.

La cité Doré renfermait, en janvier dernier, 470 ménages formant une *population* de 750 habitants. 66 de ces ménages sont inscrits au bureau de bienfaisance, ce qui donne une idée de la misère de ces pauvres gens.

Le relevé qui suit des *professions* exercées par les habitants fournit encore un élément important pour apprécier l'état de salubrité de la cité.

SÉRIES ET GROUPES DES PROFESSIONS	PATRONS		OUVRIERS JOURNALIERS, MANŒUVRES		TOTAL GÉNÉRAL		
	Masculin	Féminin	Masculin	Féminin	Masculin	Féminin	Total
Industrie.							
Blanchisseurs			2	16	2	16	18
Bordeurs et piqueurs de bottines				10		10	10
Bouchonniers			2	1	2	1	3
Boutonniers			2	3	2	3	5
Brossiers			1	2	1	2	3
Cartonniers			3	3	3	3	6
Casquetiers			1	3	1	3	4
Charretiers			4		4		4
Chauffeurs			1		1		1
Ciseleurs			2		2		2
Cordonniers			21		21		21
Corroyeurs			6		6		6
Couturières				19		19	19
Couvreurs			5		5		5
Découpeurs en papier							
Fleuristes				6		6	6
Fondeurs, tourneurs sur cuivre			9		9		9
Fumistes			2		2		2
Imprimeurs, compositeurs, typographes			7		7		7
Journaliers (sans désignation de genre d'industrie)			72	78	72	78	150
Maçons			8		8		8
Maréchaux-ferrants							
Mécaniciens			1		1		1
Menuisiers, charpentiers, emballeurs			7		7		7
Passementiers			2	2	2	2	4
Peintres en bâtiment			4		4		4
Plumassiers				2		2	2
Polisseurs				1		1	1
Porteurs aux halles			2		2		2
Raffineurs			174		174		174
Relieurs			1	2	1	2	3
Rempailleurs de chaises							
Selliers			2		2		2
Serruriers			3		3		3
Tailleurs			2		2		2
Teinturiers			3		3		3
Tondeurs			1	1	1	1	2
Commerce.							
Courtiers							
Logeurs		1				1	1
Marchands-ambulants	2	3			2	3	5
— boulangers	1	1			1	1	2
—. brocanteurs et chiffonniers	6	3			6	3	9
— charbonniers	3		1		4		4
— comestibles	1	1	1	1	2	2	4
— fruitiers		2		1		3	3
— vin	1	2	2	1	3	3	6
Sans profession (enfants, femmes, vieillards)			(93)	(123)	93	123	216
TOTAUX	14	12	448	275	462	288	750

Si l'on s'en tenait à la lettre même de la statistique, on en conclurait qu'il n'y a pas de chiffonniers dans la *villa des Chiffonniers*. Et pourtant, il y en a; ils sont assez nombreux; nous les avons vus. Qu'est-il arrivé? c'est que, lors du recensement, beaucoup d'habitants ont probablement donné, non pas leur profession actuelle, mais celle qu'ils ont exercée autrefois; c'est en effet le métier de chiffonniers surtout que prennent la plupart des ouvriers obligés, pour des causes diverses, de quitter leur véritable métier.

La tranquillité, a-t-on dit, ne règne pas toujours à la cité Doré. Les habitudes et les mœurs de ses habitants sont loin d'être parfaites, mais, comme ils sont en quelque sorte isolés des autres habitations, ils s'arrangent entre eux. Ce n'est que dans les circonstances relativement graves que la *police* intervient. En 1881, ses interventions ont été au nombre de *neuf*, dont deux pour vagabondage ; — deux pour ivresse ; — trois pour voies de fait ; — une pour incendie ; — une pour rixe. Elles ont motivé l'arrestation de onze individus. En somme, ainsi qu'on le voit, il n'y a là rien d'extraordinaire.

Pour compléter l'exposé de la situation de la cité Doré, nous avons interrogé M. le docteur Lafont, chargé depuis près de onze ans de visiter les malades de la cité en qualité de médecin du bureau de bienfaisance. « Elle me fournit, nous a-t-il dit, plus du tiers des malades de ma circonscription. Les bouges y sont aussi infects qu'à la cité des Kroumirs, mais un peu mieux clos; l'eau manque pour le lavage des ruisseaux. La scrofule et le lymphatisme sont les maladies dominantes de l'enfance. J'y ai vu plusieurs épidémies de *rougeole*, de *variole*; des menaces d'épidémies de *diphthérie* dont j'ai conjuré l'extension en envoyant les enfants à l'hôpital. La *fièvre typhoïde* n'y est pas rare. En général, les malades aiment mieux mourir chez eux, et, en moyenne, sur 10 décès, 8 ont lieu dans la cité et 2 à l'hôpital. » Et M. Lafont a conclu en nous déclarant qu' « il préférerait camper sous la tente dans la cité des Kroumirs plutôt que d'habiter un an le meilleur logement de la cité Doré. »   4

Nous avions songé à consigner, dans ce rapport, la statistique de la *mortalité* dans cette agglomération; mais, pour cela, il aurait fallu faire le dépouillement de toutes les feuilles de décès de l'arrondissement, et le temps nous a fait défaut.

§ II. — LA CITÉ DES KROUMIRS.

Le long de la principale rue de la cité Doré, parallèle au boulevard de la Gare, s'étend un terrain appartenant à l'Assistance publique : c'est là que s'élève depuis un an la nouvelle cité au sujet de laquelle, Monsieur le Préfet, vous avez plus spécialement demandé l'avis du Conseil d'hygiène. Ce terrain a déjà une histoire qui mérite d'être racontée. Nous l'empruntons à une note que nous avons demandée à M. le directeur de l'Assistance publique et que nous avons reçue le 2 février.

Ce terrain figure aux anciens états des propriétés hospitalières sous les désignations successives suivantes :

1° Rue d'Austerlitz et place de la barrière d'Ivry ;

2° Rue Esquirol et rue des Deux-Moulins ;

3° Rue Esquirol et rue Jenner ;

4° Place Pinel et rue Jenner.

Il avait, en 1857, une superficie de 8,139 mètres qui a été réduite à diverses époques par suite d'ouverture de rues ou d'aliénations partielles. Il était alors loué pour une durée indéterminée, soit à titre précaire, à M. Mansuy, moyennant un loyer annuel de 412 francs.

M. Marteau succéda à M. Mansuy au même titre de location précaire, le 1er avril 1865. Il payait un loyer annuel de 1,000 francs. Cette dernière location paraît avoir cessé en 1872. De cette date à 1878. le terrain est demeuré vacant.

Au cours des deux locations Mansuy et Marteau, comme pendant la vacance, M. Pottier occupait, à titre gratuit, une parcelle de 200 mètres environ, distraite du terrain ; par compensation, et probablement d'accord avec MM. Mansuy et Marteau, il exerçait une espèce de surveillance sur la partie principale du terrain et servait de concierge aux petites habitations élevées par les sous-locataires.

L'Administration n'a jamais loué qu'un terrain nu ; mais il est vraisemblable que depuis longtemps les locataires principaux ont autorisé leurs sous-locataires à construire.

Le 1er janvier 1877, un loyer annuel de 100 francs fut imposé à M. Pottier par l'Administration qui, en même temps, réduisit à 64 mètres carrés la parcelle qu'il occupait;

en fait M. Pottier continua à occuper 250 mètres environ. Le 1er avril 1878, le terrain, resté vacant, fut loué, moins la parcelle concédée à M. Pottier, à M. Dorlia, moyennant 200 francs par an.

Le 1er avril 1880, M. Dupré se rendit, à son tour, locataire de la portion principale du terrain, à raison de 600 francs par an. L'Administration retira ensuite à M. Pottier, le 1er novembre 1880, la parcelle qu'il occupait, et la réunit à la location principale consentie à M. Dupré, en augmentant le loyer de 400 francs.

M. Dupré occupe encore actuellement la totalité du terrain, dans les conditions où il a toujours été loué par l'Administration, c'est-à-dire à titre précaire, l'Assistance publique ayant la faculté de faire cesser la location par un congé donné six semaines à l'avance à toute époque de l'année.

Les constructions qui existent sur le terrain ont été élevées par des sous-locataires de M. Dupré, sans autorisation mais aussi sans opposition de la part de l'Administration.

La formation d'un « clan hétéroclite » sur le terrain de l'Assistance publique ayant été dénoncée à la Commission d'hygiène du XIIIe arrondissement, celle-ci a désigné dans son sein une Commission qui a présenté, comme nous l'avons dit, un premier rapport à M. le Maire du XIIIe arrondissement, à la date du 27 mai 1881.

Ce rapport, auquel nous avait fait quelques emprunts à propos de la cité Doré, relève les faits suivants:

1° Aucune stipulation d'affectation particulière de l'immeuble n'aurait été imposée au locataire, suivant sa déclaration. Aussi s'est-il cru libre d'exploiter, comme il l'entendrait, le terrain qui lui était concédé.

2° Il y a lieu de s'étonner *qu'une grande Administration publique n'ait pas stipulé plus étroitement les conditions de location* « et n'y ait pas tenu plus strictement la main; car tous les résidents de ce nouveau centre sont loin de s'y comporter paisiblement. »

3° Les constructions, établies sur plein-sol, distribuées en compartiments fort exigus, n'auraient nulle part les hauteurs réglementaires de plafond.

4° La viabilité est très défectueuse, — l'écoulement des eaux pluviales et ménagères n'est pas assuré, — il n'y a pas de fosses d'aisances ni privées, ni communes.

5° Les détritus, les ordures de toute sorte ne seraient pas enlevés aussi souvent que cela est nécessaire.

6° Les constructions en matériaux combustibles constituent un danger permanent pour le voisinage. « Deux fois déjà, lisons-nous dans ce rapport, le feu s'est manifesté à la nouvelle cité. »

7° L'intérêt de la santé physique et morale de la population exige que les mesures indispensables à la salubrité soient respectées et appliquées, surtout dans les grands centres où leur désuétude entraînerait les plus graves dangers.

Et les auteurs terminent en demandant que les mesures prescrites par les lois et par les ordonnances de police soient rigoureusement appliquées.

M. le Maire du XIII° arrondissement transmit le rapport de la Commission locale d'hygiène à la Préfecture de police et à M. le directeur de l'Assistance publique. En ce qui vous concerne, Monsieur le Préfet, vous avez renvoyé au Conseil d'hygiène ce rapport en demandant son avis, et c'est ainsi que nous avons été amené à vous entretenir de cette affaire.

Nous avons voulu avoir à notre disposition tous les documents possibles, et c'est ainsi que nous sommes parvenu à nous procurer le *Rapport adressé à M. le directeur de l'Assistance publique* par M. Grandjacquet, architecte de cette administration. L'auteur le prend de haut avec la modeste Commission d'hygiène du XIII° arrondissement. Vous pourrez en juger par les extraits suivants, qu'il nous paraît indispensable de placer sous vos yeux.

Il est, je crois, dit M. Grandjacquet, inutile de suivre le rapport de la Commission d'hygiène dans ses suppositions gratuites..... Décrivant les constructions élevées sur le terrain, il constate *qu'elles sont établies sur le plein sol, divisées en compartiments fort exigus, ne présentant nulle part les hauteurs réglementaires de plafond.*

« Le sol intérieur des maisons est partout en terre battue », je ne pense pas que cela soit défendu. Quant aux compartiments exigus, une ou deux baraques en planches sont inacceptables, si la Commission d'hygiène veut bien les désigner, le locataire de l'Assistance a déclaré être prêt à les faire démolir. J'ai mesuré les pièces des maisonnettes en pierre ou en bois : les plus exiguës ont 3 et 4 mètres. La hauteur réglementaire du plafond est de $2^m,60$. Une seule maison a un plafond en planches à $2^m,80$ du sol. Dans les autres maisons, la volige est apparente, le toit en pente forme plafond, les hauteurs les plus communes sont : 2^m,20 pour le point le plus bas, 3 mètres pour le plus haut, moyenne 2^m,60. Dans un ou deux ateliers, les hauteurs sont moindres, mais on n'y couche pas.

Le rapport continue : « l'ÉTROIT *sentier* de 3^m,80, » deux termes qui se contredisent, « *n'est pas pavé, il n'y a pas d'écoulement pour les eaux.* »

D'accord avec la Commission, l'Assistance peut exiger la mise en état de ce passage.

« *Absence de fosses et de cabinets d'aisances.* » Que la Commission nous en indique le nombre, la nature, l'emplacement, nous ferons exécuter.

« *Les détritus et les ordures sont*, dit-on, *transportés chaque jour au dehors. Le fait est jusqu'à présent controuvé, mais en tout cas qui pourra jamais garantir dans cette enceinte une sérieuse police de salubrité.* » Ceci est un procès de tendance.

« Nous avons remarqué une baraque en planches, peu jointives il est vrai, dans laquelle se trouvent autour du couple qui l'habite, 20 ou 30 lapins, autant de poules et poulets; la puanteur y est insupportable. Cette habitation comprend au milieu une chambre pour le père et la mère, à gauche une chambre pour les enfants, à droite une chambre servant de poulailler. Devant la maison un enclos de 30 mètres environ où circule la volaille. » Je m'y suis rendu à 2 heures après midi par 38° de chaleur, dit M. G., je déclare n'y avoir pas trouvé de puanteur insupportable. C'est beaucoup plus sain et moins puant que les marchands d'oiseaux du quai de Gesvres. « *D'ailleurs*, continue le rapport, *il ne faut pas oublier que le voisinage est déjà singulièrement incommodé par la population intempérante et turbulente de la cité Doré.* » Prière à la Commission de s'adresser à M. Doré, l'Assistance n'est pas responsable de ses voisins.

« *Il n'y a pas de repos possible auprès de ce groupe d'alcooliques qui passent leur nuit dans les vociférations et les rixes.* » toujours la cité Doré. « *Si répugnants que soient ces exemples, ils ne rencontrent que trop d'imitateurs, et sans vouloir blesser aucune susceptibilité, on peut craindre qu'une partie du personnel de la nouvelle colonie se trouve entraînée à les suivre.* » Cette supposition peu charitable est purement gratuite. Et pourquoi la Commission s'adresse-t-elle à une cité encore innocente de tous les méfaits longuement énumérés dans le rapport ? et pourquoi vouloir établir ce parallèle entre deux choses dissemblables ?

Les habitants de la cité Doré vivent dans des bouges, des ruines, etc. Les habitants des terrains de l'Assistance sont jusqu'à ce jour d'honnêtes ménages, ayant chacun sa maison, son coin de terre enclos cultivé (1), ou servant à l'industrie de l'habitant.

« Le rapport et la Préfecture de police signalent le *danger du feu.* » Le danger est moindre là que partout ailleurs, et je n'en veux pour preuve que cette phrase du rapport : « *Deux fois déjà le feu s'y est manifesté*, » et, pourrait-on ajouter, il n'y a pas eu de dégâts sérieux. Le rapport termine par quelques considérations hygiéniques, mais il ne conclut pas. Que veut-on ? améliorer l'état actuel ? c'est facile, et tout le monde est prêt à suivre les prescriptions que la Commission d'hygiène, quittant les généralités, voudra bien indiquer. Mais veut-on renvoyer le locataire Dupré? rien n'autorise l'Administration à entrer dans cette voie.

---

(1) M. l'architecte n'est pas difficile sur les clôtures et la culture !

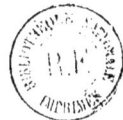

En résumé, l'aspect de cette nouvelle cité est misérable, et la salubrité a le droit d'exiger des améliorations à l'état actuel, surtout pour les fosses d'aisances, l'écoulement des eaux, la disposition de deux ou trois maisonnettes. Mais a-t-elle le droit, veut-t-elle même faire jeter à la porte vingt-cinq ménages qui ont mis toutes leurs économies et sacrifié leurs peines et leur temps à se construire un abri ? Je ne pense pas qu'elle veuille prendre une aussi grave responsabilité, d'autant plus que dans cette cité, j'ai vu la pauvreté partout, quelquefois la misère, mais nulle part la dépravation, et je déclare que les habitants actuels, loin de mériter les reproches de la Commission, sont très intéressants.

Cependant l'Administration conserve son locataire ; peut-être, par quelque article ajouté au bail, faudrait-il pour l'avenir empêcher les agglomérations dangereuses et les spéculations de bas étage que craint avec raison la Commission d'hygiène.

Enfin, si l'Administration était contrainte à faire cesser cette location, elle devrait prendre toutes les précautions imaginables pour ne pas causer la ruine des honnêtes familles qui occupent actuellement le terrain, mais avant tout, que la Commission donne ses conclusions.

Dans une nouvelle lettre, en date du 7 novembre, que M. Montariol, adjoint au maire du XIIIᵉ arrondissement, vous adressait, après avoir rappelé que, en même temps qu'il invoquait officiellement votre autorité, il écrivait à M. le Directeur de l'Assistance publique afin d'obtenir de lui, à l'amiable, une mesure qui mît fin aux inconvénients signalés, il ajoutait :

« Ce haut fonctionnaire m'a donné une réponse dont je ne puis me montrer satisfait. Le rapport de l'agent chargé des locations critique d'une façon âpre et dans des termes étrangers au style administratif le compte-rendu rédigé par les soins de la Commission d'hygiène du XIIIᵉ arrondissement. Ce rapport lui ayant été communiqué, a donné lieu à une réfutation confiée à MM. Le Rousseau, vice-président du Comité d'hygiène, Bénard et Rousseau, membres de la Commission. J'ai l'honneur de vous la communiquer, afin que, nanti de toutes les pièces relatives à cette affaire, vous puissiez adopter en pleine connaissance de cause la solution que vous sembleront commander les circonstances. »

Les auteurs du nouveau rapport rappellent les raisons de pure convenance qui ont engagé M. le maire du XIIIᵉ arrondissement à communiquer à M. le Directeur de l'Assistance publique le rapport de la Commission d'hygiène de l'arrondissement, et réfutent point par point le rapport de l'architecte, M. Granjacquet.

On conçoit, disent-ils, que M. le Directeur qui a laissé construire vingt-cinq baraques, même des maisons en grosse maçonnerie, sur un terrain de l'Administration loué par périodes de six semaines, éprouve quelques embarras à la pensée de savoir comment il se dégagerait indemne, nonobstant cette clause, dans le cas où une circonstance quelconque l'amènerait à exercer son droit de reprise.

Nous n'avons pas à examiner si M. le Directeur a agi à la satisfaction de l'autorité supérieure et dans les limites de ses pouvoirs, en permettant ou tolérant des constructions qui rendent sa clause restrictive, illusoire, comme le confesse son expert, et comme il en convient lui-même, ni si le sieur Dupré s'est de son côté légalement conduit en souscrivant une convention qui lui interdisait légalement et moralement une opération de longue haleine, qu'il avait certainement l'intention d'entreprendre sans souci des vingt-cinq ou trente ménages qui *auraient mis toutes leurs économies et sacrifié leurs peines et leur temps à se construire un abri,* sous la garantie d'un bail de six semaines; mais nous constatons que, grâce à cette façon d'entendre les affaires, la place d'Italie. que la ville de Paris s'est plue à embellir, se trouve flanquée d'une cité *d'aspect misérable,* d'un nouveau foyer d'insalubrité et de risques de toutes sortes, que l'Administration de l'Assistance publique *ne se croit plus autorisée à supprimer, son Directeur ne croyant pas pouvoir donner congé à son principal locataire et estimant* d'ailleurs que la *salubrité et l'embellissement du quartier sont bien moins compromis par les habitations élevées sur les terrains des hospices que par l'agglomération qui existe depuis longtemps dans le voisinage sous le nom de cité Doré.* Ce qui revient à dire que là où il existe un mal, il n'y a pas d'inconvénient à l'augmenter.

La responsabilité administrative, les vues personnelles de M. le Directeur, n'importent pas à votre Commission. Que l'autorité supérieure trouve bon que l'on confisque, que l'on stérilise pour plus ou moins de temps une partie du domaine des pauvres, elle peut le remarquer sans qu'il lui appartienne de s'élever d'office contre cet abus ; mais ce qui doit la toucher au point de vue de ses attributions, c'est de voir M. le Directeur dénoncer clairement l'intention de maintenir un état de choses dont il reconnaît lui-même le caractère insolite, uniquement sans doute pour ajourner la solution éventuellement plus ou moins onéreuse d'une difficulté dont il est le premier auteur.

Car, on ne saurait se le dissimuler, si la voie dans laquelle l'administration de l'Assistance publique semble vouloir persévérer est acceptée, ce n'est plus un incident provisoire, passager, mais d'une fondation stable, perpétuellement menaçante, qu'elle aura doté le point le plus important de l'arrondissement.

En effet, le rapport de M. l'expert déclare que « l'on *est prêt à satisfaire aux prescriptions de l'hygiène et à prévenir par quelque article additionnel imposé par le bailleur, les agglomérations dangereuses et les spéculations de bas étage dont,* avec raison, *votre Commission a exprimé la crainte.* »

On ne pouvait pas caractériser plus nettement le principe et les stipulations de la convention consentie, on ne sait pourquoi, au sieur Dupré. Les conséquences de cette étrange convention ne sont pas moins franchement dévoilées. *Si l'Administration était contrainte à faire cesser cette location*, dit le rapporteur en terminant, *elle devrait prendre toutes les précautions imaginables pour ne pas causer la ruine des honnêtes familles qui occupent actuellement ce terrain.* C'est-à-dire qu'il y aurait nécessairement lieu à une indemnité compensatrice illégitime, suivant nous, mais moralement imposée par la situation malheureuse des sous-locataires, et incombant, en fin de compte, à l'Assistance publique qui, bien que renseignée par ses propres agents sur ce qui se passait dans l'exploitation, n'a pas jugé à propos de faire respecter ce qu'elle avait implicitement stipulé.

Laisser aller les choses, faire des dépenses plus ou moins considérables soit à la charge de l'Administration qui, en eût-elle même le droit, ne pourrait ici les justifier rationnellement, soit à la charge du locataire, pût-il les supporter, ça ne serait point les améliorer, mais aggraver la situation, car on ne changera pas la nature des constructions, ni les habitudes de ceux qui les habitent. Votre Commission pouvait espérer, en signalant les inconvénients de cette situation, qu'elle serait accueillie avec bienveillance et non critiquée avec acrimonie. Elle présumait trop, il parait, des lumières et des sentiments qui président en ce moment à la gestion du bien des pauvres.

La Commission d'hygiène maintient toutes les allégations de son premier rapport. En premier lieu, relativement aux incendies, après avoir cité le passage du rapport de M. l'expert, déclarant qu'il n'y avait pas eu de dangers sérieux, elle ajoute :

« Ainsi donc le feu s'est produit deux fois, il n'y reviendra plus. Il n'y a pas eu de dégâts sérieux, on n'a plus à en redouter jamais. Il eut apparemment fallu que le quartier fût *sérieusement* entamé pour que l'on tint compte de l'accident. Que M. l'expert patiente, il y a toute chance pour qu'il en soit ainsi au premier jour, car indépendamment de six constructions en bois, de quinze couvertures en carton goudronné, de trois dépôts de vieux bois, les tuyaux des poêles se trouvent fréquemment en pleine volige ou plus rapprochés des solives qu'ils ne doivent l'être. Trouverait-on une seule compagnie qui voulût assurer contre de pareils risques ? »

Puis, le rapport s'étend longuement sur la moralité des sous-locataires de la nouvelle cité ; sur les dangers qui peuvent résulter pour eux « des mauvais exemples de leurs voisins de la cité Doré. » Et à l'assertion de M. le Directeur de l'Assistance publique que ses agents ont constaté la paix qui régnait à la cité chaque fois qu'ils s'y sont rendus, ils répondent que, de l'aveu même du principal locataire « cette paix n'est point inaltérable, » que « les

saturnales nocturnes de la cité Doré y provoquent de fréquentes
perturbations. » Les auteurs assurent que « le sieur Dupré leur
a encore déclaré qu'un mur séparatif suffisamment, élevé serait
indispensable au repos de ses locataires. » Ce mur n'étouffera pas
les propos grossiers et obscènes qui continueront à retentir aux
oreilles des femmes et des enfants.... »

Le rapport examine ensuite la question de spéculation de la
part du principal locataire à l'égard des sous-locataires non
payants. « Déjà, disent-ils, lors de notre première visite quelques
sous-locataires ne payaient pas leurs modiques loyers, en moyenne
d'une quarantaine de francs par an... A la date du 21 octobre, le
sieur Dupré nous assurait que les trois quarts se trouvent actuellement dans ce cas et qu'il a dû commencer des poursuites. »
Qu'en résultera-t-il, c'est que le sieur Dupré deviendra propriétaire
des maisonnettes, des cahutes construites péniblement par de
malheureuses familles d'ouvriers.

Enfin, les délégués de la Commission d'hygiène combattent les
chiffres donnés par M. l'Architecte de l'Assistance publique sur
les dimensions des habitations, et ils affirment que sur vingt-huit
logements, onze n'ont pas la hauteur réglementaire.

La Commission considère que « l'introduction d'un foyer aussi
nuisible au centre de l'arrondissement ne saurait être tolérée de
la part d'un particulier, sans violation des ordonnances et des
règlements de police; que, du fait d'une administration publique,
elle constituerait un véritable scandale, entraînant des préjudices
passibles de réparation; enfin qu'on ne saurait admettre que des
biens d'hospices pussent être immobilisés dans un pareil cas et
exposés à des litiges dont on ne saurait prévoir les conséquences. »

Le 21 décembre, vous avez, Monsieur le Préfet, adressé une lettre
à M. le Directeur de l'Assistance, dans laquelle vous lui rappeliez que,
le 10 août, il vous avait fait connaître qu'il était disposé à prescrire les améliorations reconnues nécessaires, et vous lui demandiez

de vous informer le plus tôt possible des mesures ordonnées par lui pour faire cesser les inconvénients signalés.

Le 7 janvier, M. le Directeur de l'Assistance publique vous a fait parvenir sa réponse, jointe au dossier, et dont nous extrayons les passages ci-après :

M. le maire du XIIIᵉ arrrondissement et la Commission d'hygiène de cet arrondissement ont insisté très vivement, *en exagérant peut-être un peu la situation*, sur l'urgence des améliorations à apporter tant au point de vue de l'hygiène que des dangers d'incendie. L'architecte du domaine de mon administration a été chargé de me fournir une indication détaillée des travaux qui lui paraîtraient indispensables pour donner satisfaction à votre Préfecture et aussi, dans la mesure du possible, à la Commission d'hygiène du XIIIᵉ arrondissement. Je viens de donner des ordres pour que le rapport que j'ai demandé à ce sujet me soit remis d'urgence.

Dès que ces indications me seront fournies, je mettrai le locataire, propriétaire des constructions dont il s'agit, en demeure d'exécuter les travaux prescrits. S'il ne déférait pas à cette injonction, je serais en droit, aux termes de l'acte de location, de lui faire quitter les lieux et démolir les constructions édifiées, dans un délai de six semaines. Je ne pourrais d'ailleurs recourir à cette mesure extrême, que dans le cas où la mauvaise volonté du locataire me serait démontrée.

Je ne dois pas vous cacher, en effet, Monsieur le Préfet, que les sous-locataires qui ont élevé les constructions dont il s'agit sont des ouvriers peu fortunés et qui se trouveraient, pour la plupart, forts atteints dans leurs intérêts, s'ils étaient obligés de démolir les modestes habitations qu'ils ont fait édifier ; leur expulsion, sans ménagement, pourrait susciter de graves difficultés à l'administration qui l'aurait indirectement provoquée.

Tout en prenant envers vous, Monsieur le Préfet, l'engagement de déférer à vos injonctions, je vous demanderai, à raison de la situation très digne d'intérêt des habitants du terrain place Pinel et rue Jenner, de m'accorder, pour vous donner satisfaction, un délai que je ferai tous mes efforts pour abréger. Agréez, etc...

Le Directeur de l'Administration générale de l'Assistance publique,

Ch. QUENTIN.

Nous croyons inutile d'insister sur le dernier passage de cette lettre ; vous en comprenez tous, Messieurs, la gravité ; nous nous bornerons à vous dire que, à la date du 15 février, M. le Préfet de police nous déclarait qu'il n'avait reçu aucune réponse nouvelle de l'Assistance publique.

Pour terminer ce rapport déjà bien long, nous n'avions plus qu'à résumer les observations que nous avions recueillies dans trois visites faites à la cité Doré et à la nouvelle cité, lorsque de nouveaux documents nous ont été communiqués. Le Conseil d'hygiène, après les citations que nous allons faire, nous pardonnera certainement d'avoir retardé la présentation de ce rapport (1).

Un habitant de la cité Doré — chose incroyable! — s'est plaint à la Préfecture de la Seine de la malpropreté et de l'insalubrité d'un groupe d'immeubles voisins, désigné dans le XIII arrondissement sous le nom de *cité des Kroumirs*. L'administration a chargé l'ingénieur ordinaire d'examiner ce qu'il y avait de fondé dans cette plainte. Voici le résultat de son enquête :

« .... Le sieur X... se plaint que l'administration de l'Assistance publique ait laissé bâtir sur un terrain qu'elle possède entre la place Pinel et la rue Jenner, une sorte de cité composée de cabanes et de maisons mal construites, sans écoulement pour les eaux, sans fosses d'aisances et qui sera de nature, par ses mauvaises conditions hygiéniques, à créer, au moment des chaleurs, un véritable danger pour la santé publique. »

La situation décrite par M. X... est malheureusement exacte et nous pouvons même ajouter que sa description reste bien au-dessous de l'impression que nous avons nous-même ressentie quand nous avons visité cette cité. Qu'on s'imagine un terrain de 30 mètres de largeur et de 150 mètres de longueur environ, en pente vers la rue Jenner, sans issue et sans écoulement d'eau vers cette rue. Au milieu de ce terrain, un chemin en terre grasse, détrempé par la moindre pluie et rendu infect par les détritus et les déjections de toute espèce qui s'y sont incorporés. De chaque côté de ce chemin, des abris plutôt que des baraques construits en vieux matériaux, en paillassons, en loques, en tout ce que l'ingéniosité de la plus poignante misère peut rassembler et coudre pour se préserver de l'intempérie des saisons. Près de quelques-uns de ces réduits, une fosse en terre, quelquefois un tonneau enfoncé dans le sol, sert de cabinet d'aisance. Un peu partout des ordures ménagères, des matières fécales, des débris de toutes sortes. On comprendra maintenant pourquoi cette cité a reçu un surnom qui fait image : *La cité des Kroumirs*.

Mais notre service est impuissant à porter remède à une telle situation : Ces terrains ont été loués par l'Assistance publique à un principal locataire, M. X..., qui a distribué ses lotissements comme bon lui a semblé et tout à fait en dehors de notre action. Tout ce que nous pouvons faire, est de demander qu'on veuille bien attirer

(1) Ce rapport a été mis à l'ordre du jour de la séance du 3 février, mais il n'a pu être fait, faute de temps, et, le 17 février, nous avons été retenu au Conseil municipal ; c'est ce qui explique pourquoi le rapport n'a été fait que le 3 mars.

sur ce point l'attention de la Commission des logements insalubres, qui indiquera, sans aucun doute, les mesures énergiques qu'il y a lieu de prescrire et qu'il ne nous appartient pas de provoquer. »

En adressant cette note à l'Administration, M. l'Ingénieur en chef y a joint ses appréciations personnelles.

L'affaire ci-jointe, dit-il, soulève une question assez grave ; il y a lieu de signaler à toute l'attention de la Commission d'hygiène l'état horrible des constructions misérables qui se sont successivement établies à droite du boulevard de la Gare, entre la rue Jenner et la place Pinel (XIII° arrondissement).

La cité Doré jouissait déjà d'une réputation méritée. Nous ignorons si M. Doré y a encore quelques intérêts (1) et dans quelles conditions se font les rues, passages et constructions de la cité Doré : nous savons seulement que sur les points où les immeubles de M. Doré sont en contact avec les voies publiques classées, nous n'avons rien pu obtenir de lui.

La situation déjà horrible de la cité Doré s'est aggravée par le voisinage de la cité des Kroumirs, celle-ci établie sur un grand terrain appartenant à l'Assistance publique, et c'est ici que se pose une question importante.

Aux yeux de l'Assistance publique, une partie de ses terrains ne peut être aliénée. Cette administration se borne à les louer le plus souvent sans bail sérieux, à vil prix. Les locataires sous-louent eux-mêmes à de pauvres gens qui élèvent sur ces terrains des constructions sordides, lesquelles sont des fabriques de fièvre typhoïde. C'est un malheur pour une rue que le voisinage de l'Assistance publique dans ces conditions.

Il ne nous appartient point d'indiquer le remède, mais nous signalons le mal. L'Assistance publique possède à Paris une quantité de terrains peu ou mal utilisés. Il serait désirable que ces terrains fussent aliénés, quand ils sont à l'état de parcelles isolées ; on pourrait y élever des constructions salubres au lieu de baraques épouvantables qu'on y établit contre toutes les règles de l'hygiène et de la salubrité physique et morale.

Il y a notamment sur le point signalé ci-contre de véritables taudis, et il paraîtra toujours choquant que ces constructions soient élevées avec la complicité apparente d'une Administration qui dépend de la Préfecture de la Seine, alors que cette même Préfecture fait tant d'efforts pour assurer la salubrité générale et particulière.

La cité des Kroumirs s'élève, comme vous l'avez vu, sur un terrain situé entre la place Pinel et la rue Jenner, vers lequel il descend en pente. Du côté du boulevard de la Gare, il longe la

(1) Il nous a été affirmé que M. Doré est toujours propriétaire de la plus grande partie de la cité Doré.

cité Doré. Avant qu'il ne fût loué au sieur Dupré, il était en quelque sorte à la libre disposition des habitants de cette cité. Cette jouissance leur ayant été enlevée, c'est peut-être à cette circonstance qu'il faut attribuer la lettre dénonçant l'insalubrité de la cité des Kroumirs.

Le terrain mesure 30 mètres de largeur sur 150 mètres de longueur. Un passage de $3^m,80$, au dire de l'expert de l'Assistance, $3^m,45$ selon les rapporteurs de la Commission d'hygiène du XIIIe arrondissement, le sépare en deux parties, divisées en lots, sur la plupart desquels s'élèvent des habitations. Ce passage n'est point pavé et ne possède pas de ruisseaux pour l'écoulement des eaux. En revanche, on y trouve des ornières, des flaques d'eau, de la boue, des trous, des détritus et des ordures de toute sorte, qui, parfois en rendent l'accès presque impossible, pour toute personne ne faisant pas partie du clan.

Voici quelques indications sommaires sur ces étranges demeures :

A droite de l'allée principale : 1° une construction en planches, occupée par M. G..., maréchal-ferrant, sa femme et son enfant, puis la forge ;

2° Une habitation occupée par M. A..., raffineur, sa femme, son enfant et sa sœur, et dont une autre partie est affectée à l'usage de *garni* (six locataires); bien que couverte en carton bitumé, elle est dans d'assez bonnes conditions ; le plafond est en planches, le sol est pavé, la cour est propre ;

3° Maisonnette en briques et plâtres, couverte en tuiles, plafonnée, pavée et planchéiée; elle est habitée par M. S..., ouvrier au chemin de fer, et sa famille composée de six personnes. Il y a trois pièces; 120 fr. par an ;

4° Habitation de M. Fl..., teinturier, de sa femme et de ses trois enfants; deux pièces humides, infectes, salpêtrées. Un tonneau sert de lieux d'aisances. — Ce logement a été fait par un autre locataire, M. Mén..., qui n'habite plus. « Nous sommes tous malades, nous dit la locataire. » 200 fr. par an ;

5° et 6° Terrains à louer, renfermant des débris de toute nature ; une large brèche les fait communiquer avec la cité Doré ;

7° Habitation en moellons, perpendiculaire à l'allée, composée de trois pièces; sol en terre, irrégulier; il n'y a qu'un jour très insuffisant dans la première pièce ; ménage avec deux enfants (1);

8° Terrain rempli de gravois ;

9° Cahutte en planches, sol en contre-bas, en terre, irrégulier. Ménage avec deux enfants; le locataire Mén... paie 60 fr. de loyer ; il a acheté sa cahutte 200 fr. ;

10° Habitation dont le sol est en terre, en contre-bas; pièces obscures, fenêtres étroites. La famille Th... se compose du père, de la mère et de quatre enfants ; misère affreuse ; 60 fr. de loyer;

11° Terrain libre avec une ouverture sur le passage de la cité Doré (2) ;

12° Ménage Méc..., cordonnier, composé de cinq personnes ; sol en terre; 60 fr. par an ;

13° Ménage Har.. (quatre personnes); construction en moellons; pièces obscures, sales, humides ; grabats; 60 fr.;

14° Terrain en construction et terrain libre;

15° Abri en planches, toiture en carton bitumé, très basse; sol en terre ; habité par G..., carreleur (3);

16° Construction en carreaux de plâtre, qui avance sur la voie centrale; deux ménages, dont on n'a pu nous dire le nombre et que nous n'avons pu visiter;

17° Derrière cette maison et sur l'alignement des autres constructions, existe une grande baraque en planches, de forme fantastique, occupée par dix personnes isolées. Les trois pièces du rez-de-chaussée ressemblent à des boîtes : en face de l'entrée de la

---

(1) Depuis notre seconde visite au commencement de janvier, S... a sous-loué leur demeure à raison de 3 fr. 50 par semaine, à un journalier dont la femme fait des boîtes en carton. (3e visite, fin février).

(2) Par cette brèche et plusieurs autres, les habitants de la cité Doré, dit-on, viennent jeter ou faire des ordures.

(3) Il est actuellement à l'hôpital.

largeur d'une porte étroite, se trouve le grabat; l'air et la lumière n'y
pénètrent que quand la porte est ouverte. Ces boîtes sont louées à
raison de 4, 5 et 6 francs par mois. L'une des locataires fait des
sacs, l'autre est chiffonnière; le 3ᵉ est cambrurier. On parvient
au 1ᵉʳ étage par un escalier en marches obliques, dangereux. A
droite de l'escalier, il y a une soupente occupée dans toute la
largeur par un lit au bout duquel se trouve le poële, puis la
fenêtre; là demeurent un ouvrier serrurier et sa femme hémiplé-
gique; ils paient 8 fr. par mois. A droite, chambre assez vaste habitée par un ouvrier cordonnier, sa femme et ses 2 enfants; 8 fr. par
mois. Il existe un 2ᵉ étage, où l'on monte à l'aide d'une échelle
placée à l'extérieur : c'est le gîte du propriétaire de la baraque.
Il paie, lui, 60 fr. de location annuelle et, par son exploitation
de la misère des autres, il reçoit 372 fr.; en outre, il est logé
gratuitement. Singulière et triste exploitation! Si un incendie écla-
tait, cette baraque, peu solide, serait détruite en quelques instants;

18° Terrain où sont remisées des voitures de fabricants de paniers
ambulants; nous avons vu là des voitures habitées, lors de notre
première visite en juillet dernier;

19° Chantier de bois; 95 fr. par an;

20° Demeure Br..., journalier; cinq personnes. Sol en terre, en
contre-bas; toiture en planches servant de plafond;

21° Ménage Mul... (quatre personnes), avoisinant la rue Jenner;
140 fr. par an;

22° Maison de R..., croûtier, donnant rue Jenner; 100 fr.

En revenant de la rue Jenner vers la place Pinel, nous trouvons :

23° Maison en moellons; Laun..., fabricant de cambrures
(trois personnes); sol en terre, atelier en planches; un trou sert de
cabinets d'aisances;

24° Habitation composée de deux pièces; deux ménages (un
maçon, un brasseur) n'ayant qu'un enfant; sol planchéié et car-
relé, plafond en papier; un poulailler; 60 francs par an.

25° Terrain libre;

26° Habitation Vauv...., marchand des quatre saisons, formée de deux pièces; dans la première on trouve un cheval, un lit, une commode; dans l'autre pièce, lits et meubles (six personnes). Dans la cour qui précède, il y a un tas de fumier. (L'enlèvement se ferait tous les mois?) 120 francs.

27° M. H..., raffineur, sa femme et sept enfants; sol en terre, en contre-bas dans l'une des pièces, carreau dans l'autre. 60 fr.

28° Lec..., maçon, ménage composé de six personnes. (80 fr.) Il possède en outre deux bicoques qui sont louées : la première renferme le ménage 'un fondeur; deux enfants; 10 fr. par mois. La seconde bicoque sert d'atelier à un fabricant de cambrures qui paie cent francs par an. Au bout de ces bicoques, existe une sorte de trou couvert qui n'est pas occupé quant à présent.

29° Maison Ducha... (80 fr. par an.) Elle présente une direction perpendiculaire à celle du chemin, elle est divisée en quatre habitations précédées d'une cour étroite et malpropre. La première est occupée par M. Ducha...; à côté de sa porte est une petite cahutte basse qui sert de logement à son âne dont le fumier est enlevé tous les mois. L'hiver dernier, le maître et l'âne couchaient ensemble. La seconde habitation est occupée par un ouvrier du port et sa femme. (1 fr. 50 la semaine.) La troisième par un parquetier. (1 fr. 50 la semaine.) La troisième, par un ménage qui fait des cartons. (2 fr. la semaine.) Une autre cahute, isolée, est occupée par un marchand de bric à brac. (2 fr. la semaine.) La dernière, par un cordonnier, sa femme et ses quatre enfants.

30° Terrain libre, puis ménage de la veuve Michel avec trois enfants; construction en feuillit, couverte en carton bitumé, sol en terre battue plus ou moins défoncé, en contre-bas, point de plancher; elle est divisée en trois pièces dont les deux principales communiquent largement ensemble. Dans l'une, où couche une partie du ménage, on fait la cuisine et on mange; dans l'autre, nous avons trouvé toute une basse-cour, des poules, des pigeons, deux chèvres, des cochons d'Inde, etc., la cour qui précède cette étrange demeure est dégoûtante, les déjections humaines s'y confondent avec les déjections des bêtes. La mère Michel, comme on l'appelle dans la cité, ne s'occupe que de son ménage. « Avec les œufs de mes poules, dit-elle, j'achète de quoi nourrir mes bêtes ; avec le lait de mes chèvres, je fais le café au lait ; nous mangeons nos poules et nos pigeons qui nous coûtent moins cher que la viande de boucherie. »

31° Terrain où il y a, dans un coin, une vieille voiture où loge un ouvrier charron, seul ;

32° Construction en planches et en débris de balles, couverture en carton bitumé, l'homme et la femme chiffonniers ; le sol, en terre battue, est en partie recouvert de chiffons et de débris au milieu desquels se trouve le grabat ;

33° Habitation de M. Dupré, principal locataire, maçon, sa femme et cinq enfants ; elle se compose de deux pièces planchéiées et plafonnées : c'est le palais de la cité ;

34° Construction à l'usage d'écuries et de remises ; 100 fr.

35° Chantier de bois ; 100 fr.

36° Cahutte occupée par un homme qui travaille dans un chantier de bois, sa femme et leur enfant ; 150 francs.

Les détails que nous venons de donner, d'une exactitude aussi rigoureuse que possible, au moment où nous écrivons, ne le seront probablement plus dans quelques semaines. A chacune de nos trois visites nous avons noté des changements et vu des figures nouvelles.

A la fin de janvier, la *population* de la *cité des Kroumirs* était de 117 habitants, répartis en 26 ménages. Ce chiffre exact, il y a quelques jours, ne l'est sans doute plus aujourd'hui, car d'une semaine à une autre, il se construit de nouvelles habitations et les ménages s'accroissent, soit par de nouveaux enfants, soit par l'hospitalité accordée à des parents ou à des amis. Dix de ces ménages sont inscrits au bureau de bienfaisance.

Il paraîtrait que les enfants de la cité des Kroumirs fréquentent l'*école*, proportionnellement en moins grand nombre que les enfants de la cité Doré. Mais ce n'est là qu'une opinion approximative. — En 1881, la *police* est intervenue deux fois (vagabondage et ivresse) et a fait deux arrestations. — Au point de vue médical, on y rencontre les mêmes *maladies* qu'à la cité voisine.

En résumé, le *terrain* de la cité des Kroumirs est, d'ordinaire, malpropre, défoncé, d'un accès difficile ; l'allée principale, les courettes, les pseudo-jardins, les parties non louées, sont encombrés de détritus de toute nature. Les séparations, plus ou moins incomplètes, qui existent entre les habitations, sont formées de débris de nattes, de cloisons, de terre, de platras, etc., etc., et ont en somme un aspect sordide.

Quant aux *habitations*, sauf quelques-unes, elles ne remplissent aucune des conditions exigées par l'hygiène et les règlements de police ou relatifs aux constructions : les parois parfois en briques et carreaux de plâtre, souvent en planches, ont une épaisseur insuffisante pour protéger les habitants contre le froid extérieur ; — le sol, rarement planchéié, le plus généralement en terre, se trouve en contre-bas ; — le plafond est d'ordinaire constitué par le toit incliné en planches ou en carton bitumé ; — les fenêtres sont insuffisantes et mal closes.

Si, à ces conditions, on joint : 1° l'*encombrement* qui existe à peu près dans toutes ces demeures, et est, par lui-même, une cause de déchéance physique ; — 2° l'absence de cabinets d'aisances, ce qui peut contribuer à la propagation rapide de certaines maladies ; — 3° l'humidité et la malpropreté générale du terrain, susceptibles d'engendrer des fièvres paludéennes, — on voit que, dans son ensemble, la cité des Kroumirs est tout à fait insalubre.

Si les habitations avaient été faites toutes sur le modèle des habitations nᵒˢ 2, 3 et 34, si l'allée principale avait été pavée, si la cité avait été pourvue de cabinets d'aisances, d'eau en quantité convenable, nulle plainte sérieuse ne se serait élevée et les habitants vivraient en paix. Malheureusement le principal loca-

taire a mal compris ses intérêts et s'est borné à tirer le plus possible de bénéfices de ses sous-locataires (1), ne se préoccupant pas
plus de surveiller leurs constructions, que l'Administration de
l'Assistance publique, agissant comme elle l'aurait dû, c'est-à-dire
en bon père de famille, ne se préoccupait de voir si son locataire
ne mésusait pas de sa propriété.

Il en est résulté que, parlant au nom de la Commission des logements insalubres, M. le docteur Du Ménil a pu écrire ces paroles sé-
vères, exprimant un fait que nous avons déjà signalé maintes fois
au Conseil municipal :

*« Si l'Assistance publique prenait à tâche de créer des malades pour alimenter ses
services hospitaliers, elle n'agirait pas autrement.* Car, en présence de la situation
qui leur est faite, ceux qui bâtissent sur ces terrains, se sentant toujours sous l'im-
minence d'une expulsion, construisent au meilleur marché possible et se bornent à
se faire un abri insuffisant, au lieu de se construire un logement salubre. La Commission doit se souvenir que ce n'est pas la première fois que son attention est ap-
pelée sur des propriétés appartenant à l'Assistance publique et que, pour chaque espèce
qui nous a été signalée, nous avons été frappés de la multiplicité et de la gravité des
constatations que nous y avons faites, au point de vue de la salubrité. »

L'Assistance publique, aussitôt prévenue — et personnellement
nous sommes intervenu afin de ne pas être obligé de faire connaître cette singulière correspondance échangée entre diverses
branches de l'Administration, — l'Assistance publique , disons-
nous, aurait dû agir pour faire modifier les constructions déjà
faites, ou en cours d'exécution et pour empêcher qu'il s'en cons-
truisît de nouvelles dans de mauvaises conditions. Comme elle n'a
rien fait dans ce sens, le principal locataire et ses sous-locataires ont
pensé que place Pinel, comme ailleurs, ils avaient des chances de
demeurer longtemps et sont restés dans une fausse sécurité.

Enfin, il est un côté de la question soulevée par cette affaire qu'il
est de notre devoir de vous signaler. Les sous-locataires de
M. Dupré se divisent en deux catégories : la première, peu digne

_____

(1) D'après nos évaluations minima, le principal locataire doit avoir des locations attei-
gnant de 2,300 à 2,500 francs et, en outre, il est logé gratuitement.

d'intérêt, se compose de gens qui ont construit des bicoques pour en tirer profit; ils exploitent, en un mot, des gens plus malheureux qu'eux. La seconde catégorie se compose, au contraire, d'honnêtes et laborieux ouvriers qui, surmontant les plus grandes difficultés, faisant de véritables sacrifices, ont économisé péniblement l'argent nécessaire à la construction de leurs maisonnettes. Faisant cela, ils espéraient se mettre à l'abri des désagréments auxquels ils sont exposés, en raison de leur nombreuse famille, qui, hélas! aux yeux de certains propriétaires, constitue une raison suffisante soit pour leur donner congé, soit pour refuser de leur louer. Renvoyer ces malheureux ouvriers qui ont fait des efforts courageux pour relever leur état social; leur faire abandonner le fruit de leurs économies, la demeure qu'ils ont édifiée si péniblement, n'est-ce pas là une mesure en contradiction avec les idées qui doivent animer un pays républicain et démocratique? Aussi, quoi qu'en dise l'Administration de l'Assistance publique, elle ne saurait que difficilement échapper à la responsabilité morale qui lui incombe.

Nous terminerons ce trop volumineux rapport, en soumettant à M. le Préfet de police quelques conclusions et en priant nos collègues de bien vouloir nous indiquer celles que les faits qui précèdent leur auront suggérées.

Le Conseil d'hygiène estime qu'il y a lieu : 1° d'appliquer aux habitations de la cité des Kroumirs tous les règlements relatifs aux agglomérations de ce genre, à l'insalubrité des logements insalubres et aux garnis, à l'enlèvement quotidien des immondices, etc.;

2° De demander à M. le Préfet de police d'intervenir auprès de l'Administration de l'Assistance publique pour que, à l'avenir, dans les baux qu'elle fait ou renouvelle, elle insère une clause exigeant que les constructions à faire seront édifiées dans les conditions exigées par l'hygiène;

3° De demander en second lieu à M. le Préfet de police d'intervenir auprès de M. le Préfet de la Seine : a) pour obliger l'entrepreneur du balayage à enlever tous les matins les immondices de la cité Doré ; — *b)* pour l'établissement de fontaines dans les rues de ladite cité ;— *c)* pour signaler à la Commission des logements insalubres l'insalubrité de la cité Doré.

Le Rapporteur,

BOURNEVILLE.

Dans sa séance du 31 mars 1882, le Conseil d'hygiène et de salubrité a approuvé les conclusions du présent rapport.

Le Vice-Président,

CLOEZ.

Le Secrétaire,

Ch. PATIN.

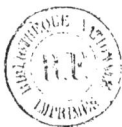

IMPRIMERIE CHAIX (SUCCURSALE B), RUE DE LA SAINTE-CHAPELLE, 3. — 1482-2.

www.ingramcontent.com/pod-product-compliance
Lightning Source LLC
Chambersburg PA
CBHW070717210326
41520CB00016B/4378